NOTICE

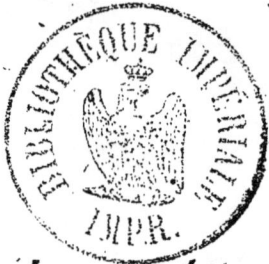

SUR

L'ÉPIDÉMIE ACTUELLE

Si l'on meurt encore du choléra
c'est qu'on le voudra.

AMIENS

TYPOGRAPHIE LAMBERT-CARON

PLACE DU GRAND-MARCHÉ

1866

NOTICE

SUR

L'ÉPIDÉMIE ACTUELLE

En examinant la marche de l'épidémie actuelle, en remontant à son origine, on voit qu'elle a pour cause une matière délétère née de la putréfaction des substances animales, que ce principe a moissonné un grand nombre de victimes sur son passage pour arriver jusqu'à nous.

Toujours en se reproduisant et en conservant son caractère primitif de toxicuité : caractère, qui ne se présente jamais dans nos contrées tempérées, à moins qu'une cause étrangère à notre climat ne le produise.

A quoi peut-on attribuer cette différence, dans le mode d'action, des miasmes originaires des pays chauds avec ceux de nos contrées, qui ne donnent habituellement naissance qu'aux affections typhoïdes. Est-ce parce qu'une température tropicale, surtout en présence de l'humidité, communique à la matière en putréfaction une activité presque dévorante ? et que l'agent de transformation, qui s'en dégage communique aux principes organiques, qu'il atteint, le même caractère qui lui est propre : c'est possible.

Cependant, sous un climat plus tempéré tel que le nôtre, ce mode d'action ne devrait pas tarder à se trouver modifié.

Je pencherais plutôt à croire que cette différence dans la manière d'agir, des émanations délétères, tient aux infusoires, (ou moisissures) qui naissent sur les matières en putréfaction et qui se décomposent, en partie avec elles, et qui varient de nature, également comme le climat.

En suite les infusoires des pays chauds bien que en se reproduisant sous des régions plus tempérées, peuvent pendant un certain laps de temps, conserver leur caractère primitif de toxicuité, et le communiquer à la matière organique, avec laquelle ils se putréfient. Le même caractère qui leur est propre.

Pour nous, un miasme, c'est la matière séro-albumineuse, qui transude de toute matière en putréfaction, et qui se dégage sous forme de vapeur, mêlée aux infusoires et aux divers composés chimiques, qui s'en dégagent tels que les acides butyrique, valérique, sulfhydrique, carbonique, soit libres, ou combiné à l'ammoniaque, et des hydrocarbures, etc. C'est à ces divers composés que les matières organiques, qui se putréfient, doivent, en partie, leur mauvaise odeur. La matière miasmatique peut aussi agir comme virus, étant inoculée, et se comporter comme ferment avec les matières féculentes, glucosiques, sucrées, alcooliques, si elles sont suffisamment étendues d'eau et soumises à une température de 15 à 30 degrés, de porter atteinte à la santé, en pénétrant dans les organes de la respiration et de se reproduire au sein et aux dépens de l'organisme, en portant son action de préférence sur les éléments constituants du sang.

L'air n'est pas le seul véhicule des miasmes, ni leur seul agent de transmission, les animalcules peuvent concourir au même but, sous une forme différente, en pénétrant dans les organes de la respiration. Mais comme leurs instincts les dirigent, de préférence vers les foyers d'infection, ils peuvent en y déposant la matière délétère, dont ils sont saturés, y déterminer le mode de transformation, qui reproduit les propriétés du miasme inoculé, et déterminer ainsi la production du choléra, partout où leur action se porte. C'est pourquoi on doit autant que possible faire disparaître tous les foyers d'infection.

Une circonstance qui mérite une considération toute spéciale, c'est que l'épidémie actuelle ne s'attaque qu'à l'espèce humaine, tandis que les animaux n'en reçoivent pas les atteintes : cependant ils respirent le même air que nous. A quoi attribuer ce phénomène organique si ce n'est à une qualité inhérente à leur nature, qui permet à leurs organes digestifs d'éli-

miner les principes délétères sous la forme de déjec-
tions, après les avoir séparés des parties saines.

L'épidémie cholérique, en débutant à Amiens, a
porté partout son action et de préférence, où se ren-
contraient les plus grandes et les plus nombreuses
causes d'insalubrité, s'attaquant avec une sorte de
prédilection aux constitutions faibles et chétives, pla-
cées dans de mauvaises conditions hygiéniques et
d'alimentation, tandis que d'autres personnes plus
heureuses sous ce rapport, dont l'action physiologique
était plus puissante, la force morale plus grande,
échappaient aux atteintes du fléau. Mais voilà que
tout-à-coup, le Docteur Léger, victime de son courage
et de son dévouement, malgré le feu sacré qui l'ins-
pirait, succombe aux atteintes de l'épidémie. D'autres
le suivent, la confiance et la force morale se trouvent
ébranlées dans toutes les classes de la société ; la
peur, devient générale : comme rien ne paralyse
l'action organique comme la peur, le fléau porte son
action destructive partout.

Mieux favorisés d'un autre côté, nous voyons à la
tête de notre administration, également comme dans le
corps médical des hommes dont le courage grandit,
s'élève, s'accroît en présence du danger, avec le calme
et le sang-froid qui ne laissent aucune prise à la crainte.
Ensuite nous avons la satisfaction de rencontrer dans
le sexe, des personnes dont l'âme s'identifie avec la
sainteté de leur mission, ne s'inspirant d'autres senti-

ments que ceux de l'humanité, du devoir et de la charité véritablement chrétienne.

Cette belle situation de l'âme, trouve en elle-même, sa propre récompense pour la douce satisfaction qu'elle en éprouve devant le tribunal de la conscience et de l'opinion publique. Ces divers sentiments, pendant le cours d'une épidémie, en sont les meilleurs préservatifs, pourvu toutefois qu'on ne néglige, ni le repos du corps et de l'esprit, et que l'on ait soin de s'accorder une nourriture substantielle, qui ne laisse jamais les organes digestifs vides d'aliments.

Après, l'homme a beau s'inspirer, si on le trouve sublime parfois de courage et de dévouement, il appartient toujours à l'humanité, il faut qu'il en subisse les conséquences.

Revenons à notre sujet :

Nous avons déjà dit que la cause de l'épidémie actuelle tend à se reproduire aux dépens du sang ; de deux choses l'une, ou les propriétés vitales de l'action organique résisteront à ses effets et les neutraliseront, et cette neutralisation, d'après l'observation, ne paraît pouvoir s'effectuer que par les organes digestifs.

Ou l'agent délétère portera atteinte à la santé et commencera son œuvre destructive en déterminant la désagrégation des principes séro-albumineux du sang, en produisant un commencement de transformation putride ; l'action putréfiante se continuant, la situation du malade s'aggravera d'autant plus que les fonctions physiologiques n'auront pas seulement à lutter contre

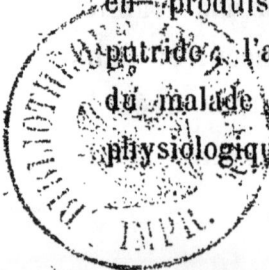

l'œuvre désorganisatrice des miasmes, mais bien encore
contre les propriétés délétères de l'hydrogène sulfuré et du
sulfhydrate d'ammoniaque, qui se dégagent des matières
putrides, au sein de l'économie, et se trouvent ainsi
immédiatement en contact avec le sang.

Mais comme il se rencontre toujours dans la circulation des éléments ferrugineux, qui ne participent pas
encore à l'organisation, ces deux composés sulfureux
peuvent s'y combiner, en formant du sulfure de fer,
leur influence délétère se trouve ainsi neutralisée, s'il
reste encore du fer libre. Les fonctions organiques ne se
trouveront pas trop affaiblies; attendu que l'hématosine
qui est une matière albumineuse et ferrugineuse est
soumise comme toute autre matière organique aux lois
de la rénovation ; elle pourra encore trouver dans la
circulation ses principes constituants et se reproduire ;
et la calorification ainsi que l'action du système nerveux
organique pourra encore s'exercer d'une manière régu-
lière. Nous voyons par cette observation, que le fer peut
être employé avec avantage, à dose homéopathique,
dans le traitement préservatif et curatif du choléra, mais
plus les composés sulfureux toxiques, déjà cités, prédo-
mineront sur les éléments ferrugineux libres, l'action
des nerfs organiques s'en trouvera diminué, ainsi que
la calorification. Dès l'instant que tout le fer libre est
transformé par l'hydrogène sulfuré, l'hématosine manque
d'un de ses éléments de rénovation : par conséquent
cesse de se reproduire, parce que le fer qu'elle a aban-

donné n'existant plus à l'état d'organisation, l'hydrogène sulfuré s'en empare.

Les mêmes réactions et les mêmes phénomènes organiques continuant à se produire, il arrive que l'hématosine s'épuise, n'étant plus renouvelée, la source de la chaleur ira en faiblissant, également comme l'innervation, la production d'électricité organique, cette source de la vie se trouvera sensiblement amoindrie. En même temps que l'action organique s'annihile, plus aussi, les composés que nous avons déjà mentionnés, tels que les acides butyrique, valérique, sulfhydrique, carbonique, et l'ammoniaque se produisent. Comme les composés salins et le carbonate d'ammoniaque jouissent de la propriété de dissoudre l'hématosine, l'action organique devient impuissante à la préserver des atteintes des agents chimiques. Sa dissolution et sa décomposition s'effectuent surtout aux extrémités des membres, où la vitalité est beaucoup amoindrie ; l'élément ferrugineux se combine au soufre de l'acide sulfhydrique ; la combustion des principes organiques cesse ; la cyanose se manifeste, et la coloration noire, plus ou moins violacée, est due au sulfure de fer et au défaut de combustion des principes organiques.

Conclusion. Ces diverses réactions, tant organiques que chimiques, nous indiquent que les ferrugineux peuvent être employés avec avantage, comme moyen préservatif et curatif, dans le traitement du choléra, pour combattre les effets de l'hydrogène sulfuré et du

sulfhydrate d'ammoniaque , en neutralisant leur action
adynamique.

Je pourrais entrer dans des détails beaucoup plus cir-
constanciels, et mieux développés, en examinant la marche
et les symptômes de la maladie, mais ce sont toutes choses
connues. Je me bornerai tout simplement aux démonstra-
tions, qui me paraîtront indispensables pour l'intelligence,
de ce qui doit suivre.

Si l'on voit que les ferrugineux peuvent être employés
avec avantage dans le traitement profilactique de l'épidémie actuelle, et comme moyen curatif, il peut fort bien
arriver que leur administration présente quelques diffi-
cultés, surtout quand les matières sero-albumineuses
affluent avec abondance, vers l'estomac et les intestins, accompagnées de vomissements, et d'évacuations
alvines désespérantes. Il semble alors que tous les
principes constituants du sang se désagrégent, et se
transforment; leur flux vers les organes digestifs est
tellement impétueux que la muqueuse intestinale pour-
rait bien être impuissante à les absorber; alors leurs
effets seraient nuls, ou du moins ils n'agiraient que sur
les principes contenus dans les intestins, s'ils n'étaient
pas rejetés au dehors; dès l'instant que l'on voit que
les effets des ferrugineux peuvent être impuissants à combattre la maladie, il faut avoir recours à l'iode, et
se servir des organes de la respiration pour son administration, (nous y reviendrons dans la suite.)

Comme nous ne recommandons que le fer et l'iode,

que pour combattre les effets adynamiques de l'hydrogène sulfuré et du sulfhydrate d'ammoniaque, l'iode
nous paraît dans ce cas offrir plus d'avantage. -

Voici pourquoi ce corps fait partie constituante de
l'air, bien que ce soit en proportions infinitésimales:
il jouit de la propriété de décomposer l'hydrogène sulfuré partout où il le rencontre, en s'emparant de son
hydrogène, en mettant le soufre à nu; d'abandonner
ensuite l'hydrogène en régénérant de l'iode.

Cette série de métamorphoses successives, de l'iode
au milieu de l'atmosphère, concourt à faire disparaître
de l'air, une des causes les plus puissantes d'ady-
namie.

Maintenant si nous comparons les propriétés du
chlore, cet agent désinfectant par excellence, à celle
de l'iode, on voit que le chlore possède comme l'iode,
la propriété de se combiner avec l'hydrogène de l'acide
sulfhydrique, en mettant le soufre en liberté. Mais le
chlore une fois combiné à l'hydrogène, le retient cons-
tamment à l'état d'acide hydrochlorique.

De plus, le chlore a tant d'avidité pour l'hydrogène
qu'il s'en empare, et le fixe partout, où il le rencontre, en enlevant même l'hydrogène des tissus organiques
vivants; c'est pourquoi le chlore ne peut être respiré;
son action sur l'économie étant trop irritante; aussi ne
convient-il que pour assainir les foyers d'infection.

Tandis que l'iode beaucoup moins irritant, peut
être aspiré à l'état de vapeur, et exercer une influence

salutaire sur l'économie, dans toutes les maladies où l'hydrogène sulfuré se produit au sein de l'organisme, en s'unissant à son hydrogène, empêchant ainsi l'action annihilante de l'hydrogène sulfuré sur le système nerveux.

Dans le traitement du choléra, deux indications se présentent : soustraire l'économie à l'action de l'agent de transformation délétère, et neutraliser les produits délétères qui naissent de son action au sein de l'économie, afin de maintenir la vitalité du système nerveux de la vie organique ; on parvient à remplir cette double indication, en faisant respirer au malade, de temps en temps, un petit flacon contenant environ 10 gr. d'iode que l'on emploiera de la même manière ; l'iodure de fer peut servir au même usage, mais il en faudrait 15 à 20 grammes : ici l'iodure de fer n'agira que par l'iode qui s'en dégage, ce sel étant très-peu stable, mais cependant, l'iode en se volatilisant entraîne un peu d'iodure de fer, cette circonstance ne peut qu'en rendre l'emploi plus avantageux. Ce mode d'administration me paraît préférable, attendu qu'il arrive immédiatement dans les deux foyers de la calorification, le poumon et le cœur, et peut détruire immédiatement l'action annihilante de l'acide sulfhydrique dans les organes les plus essentiels à la vie.

Si l'iode était respiré à trop haute dose, on éprouverait un sentiment de chaleur dans la région du cœur et dans l'intérieur des organes pulmonaires, en même temps qu'une toux sèche, fréquente, incommode, se manifesterait toutefois sans être bien dangereuse.

On peut m'objecter, ici, que l'iode en pénétrant en aussi petite quantité, dans les organes, ne peut neutraliser qu'une faible proportion d'hydrogène sulfuré, ce serait vrai, si l'iode après avoir été combiné à l'hydrogène, ne l'abandonnait pas, l'iode ainsi rénové peut neutraliser une nouvelle partie des sulfures toxiques et ainsi successivement.

Je crois que dans les hôpitaux on obtiendrait de bons effets en mettant quelques flacons d'iodure de fer, débouchés de distance en distance, en ayant soin toutefois d'en diminuer le nombre, si les malades éprouvaient une sensation de chaleur dans l'intérieur de la poitrine et la région du cœur qui les incommodât.

L'emploi de l'iode et des ferrugineux n'exclut pas l'usage des autres moyens reconnus plus ou moins efficaces étant sagement administrés.

D'après l'expérience que j'ai acquise, l'iodure de fer mériterait la préférence sur les autres préparations iodées, toujours administré par les organes respiratoires.

J'ai employé et je continue d'employer avec un succès qui dépasse mes espérances le mélange suivant dans le traitement du choléra foudroyant.

Iodure de fer ⎫
Iode   ⎰ ââ **10 gr.**

Le tout mélangé et renfermé dans un flacon à large
ouverture d'une capacité de 100 gr.

Voici la manière d'en faire usage : On débouche le flacon, on en place l'ouverture dans la bouche, on fait 5 à 6 fortes aspirations de manière à ressentir de l'âcreté dans le fond de la gorge ; alors on ferme la bouche et par 5 à 6 inspirations plus profondes on fait parvenir la préparation jusque dans la partie inférieure des lobes pulmonaires.

Le malade éprouve alors un soulagement instantané, mais s'il arrête de respirer la préparation iodée, le mal revient presque aussitôt ou quelques minutes après ; aussi doit-il faire de nouveau 5 à 6 aspirations toujours suivies du même nombre d'inspirations plus fortes et continuer ainsi jusqu'à ce qu'il ait fait de 40 à 60 aspirations suivies d'autant d'inspirations très-fortes.

Alors, si le mal est entièrement calmé, le cholérique continuera à respirer la préparation iodée par le nez pour empêcher le mal de revenir.

Mais s'il arrivait qu'après une soixantaine d'aspirations et d'inspirations faites d'après le mode que nous avons déjà indiqué le mal ne fût pas disparu, il faudrait les continuer plus longtemps. Ou si le mal après avoir cessé renaissait, il faudrait de nouveau recommencer comme il a déjà été dit.

Le malade pourra prendre pendant le cours de ce traitement, de temps en temps, une cuillerée à bouche de sirop d'iodure de fer. Comme boissons il prendra des eaux gazeuses, en donnant la préférence aux ferrugineuses, de l'eau sucrée additionnée d'un peu de rhum, une tasse de café, et aussitôt que la diarrhée et les vomissements auront cessé et que l'appétit se fera sentir, on donnera au malade un peu de bouillon et à mesure que sa santé s'améliorera, un œuf à la coque. La diète, dans la convalescence de cette maladie, quand on a suivi ce mode de traitement est plutôt nuisible qu'utile.

Cette manière de traiter les cholériques en se servant des voies de la respiration met immédiatement le remède en contact avec les composés sulfureux toxiques, avantage très-précieux, attendu que l'action en est prompte, rapide et sûre, tandis que si le remède était administré par la bouche quand il y a diarrhée et vomissements, il serait entraîné au dehors sans avoir produit aucun effet, et dans tous les cas son action serait beaucoup moins efficace.

Toute personne intelligente peut se traiter elle-même ou diriger le traitement de ses amis, même avec avantage, en attendant l'arrivée du médecin.

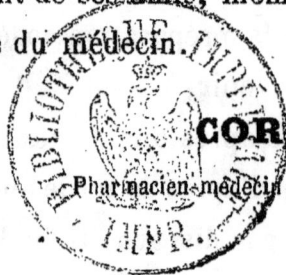

CORRIEZ,

Pharmacien-médecin, à Montières-lès-Amiens.

N. B. Venez à Montières, vous verrez qu'en suivant mon traitement on ne meurt pas du choléra.

Amiens. Typ. Lambert-Caron, imprimeur-libraire, place du Grand-Marché.